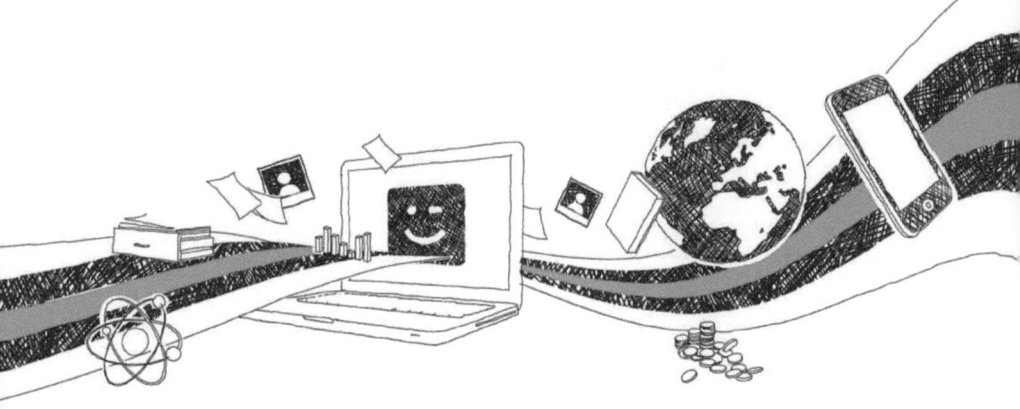
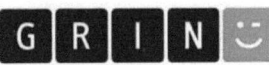

Valerie Grimm

Gesundheit für Migranten – Macht die kulturelle Vielfalt Deutschlands Differenzierungen in der Gesundheitsförderung und Prävention erforderlich?

GRIN Verlag

Bibliografische Information der Deutschen Nationalbibliothek:

Die Deutsche Bibliothek verzeichnet diese Publikation in der Deutschen National-
bibliografie; detaillierte bibliografische Daten sind im Internet über http://dnb.d-
nb.de/ abrufbar.

Impressum:

Copyright © 2011 GRIN Verlag GmbH
Druck und Bindung: Books on Demand GmbH, Norderstedt Germany
ISBN: 978-3-656-04607-3

Dieses Buch bei GRIN:

http://www.grin.com/de/e-book/181438/gesundheit-fuer-migranten-macht-die-
kulturelle-vielfalt-deutschlands

GRIN - Your knowledge has value

Der GRIN Verlag publiziert seit 1998 wissenschaftliche Arbeiten von Studenten, Hochschullehrern und anderen Akademikern als eBook und gedrucktes Buch. Die Verlagswebsite www.grin.com ist die ideale Plattform zur Veröffentlichung von Hausarbeiten, Abschlussarbeiten, wissenschaftlichen Aufsätzen, Dissertationen und Fachbüchern.

Besuchen Sie uns im Internet:

http://www.grin.com/

http://www.facebook.com/grincom

http://www.twitter.com/grin_com

Ruhr- Universität Bochum

WS 2010/11

Fakultät für Sozialwissenschaft

Hausarbeit zum Thema:

Gesundheit für Migranten –

Macht die kulturelle Vielfalt Deutschlands Differenzierungen in der Gesundheitsförderung und Prävention erforderlich?

Veranstaltung: Gesundheit und soziale Ungleichheit

Verfasserin: Valerie Grimm

MA Sozialwissenschaft (Gs&Gw)
7. Fachsemester

Inhaltsverzeichnis

1 Einleitung

„Integration macht gesund." Mit dieser Aussage eröffnete Marieluise Beck[1] die Fachtagung „Gesunde Integration", welche am 20. und 21. Februar 2003 in Berlin stattfand. Sie erläutert diese auf den ersten Blick erstaunliche Behauptung damit, dass Integration „gleiche Teilhabe in allen wichtigen gesellschaftlichen Bereichen" voraussetze, und damit auch oder bzw. gerade im Gesundheitswesen. Soweit die Theorie. In der Praxis zeigt sich jedoch, dass ein gleicher Zugang zur gesundheitlichen Versorgung bzw. zu den Leistungen des Gesundheitssystems für Migranten in Deutschland bis heute noch lange keine Selbstverständlichkeit darstellt. Auch im 21. Jahrhundert werden die Art und die Qualität von medizinisch notwendigen Behandlungen in signifikantem Maß von der nationalen Herkunft des Patienten bestimmt. Sprachliche Barrieren sowie kulturelle Besonderheiten von Menschen mit Migrationshintergrund machen es für medizinisches Fachpersonal oft schwer, eine adäquate medizinische Diagnose bzw. Therapie zu stellen/verordnen. Noch immer werden spezifische Präventionsangebote für Migranten nicht flächendeckend angeboten und diese „Zielgruppe" somit oftmals in den Regelangeboten der Gesundheitsdienste vernachlässigt bzw. zu „Patienten zweiter Klasse" degradiert. (Vgl. BBMFI 2003: 8)

Im Hinblick auf die Bevölkerungsentwicklung in Deutschland lässt sich jedoch erkennen, dass nicht nur der Anteil der Menschen mit Migrationshintergrund an der Gesamtheit zunimmt, sondern zudem die Aufenthaltsdauer steigt. Durch den hohen Anteil von Kindern und der steigenden Zahl von Personen in den höheren Altersgruppen erlangen Menschen mit Migrationshintergrund somit zunehmende Bedeutung als Nutzer des deutschen Gesundheitssystems; zudem können möglicherweise erhöhte Gesundheitsrisiken diese Entwicklung verstärken. (Vgl. RKI 2008: 7)

Zum Aufbau dieser Arbeit:

In Kapitel zwei wird zunächst eine Begriffsbestimmung von „Migranten" vorgenommen und aktuelle Zahlen und Daten zu der Bevölkerungsgruppe mit Migrationshintergrund in Deutschland präsentiert. Darauf folgt eine Darstellung über mögliche Zusammenhänge zwischen Migration, sozialer Lage und Gesundheit sowie migrationsspezifische Gesundheitsbelastungen und −ressourcen.

In Kapitel drei wird die aktuelle Gesundheitsversorgung für Menschen mit Migrationshintergrund kritisch beleuchtet; es soll erörtert werden, inwiefern sich der

---

[1] Marieluise Beck agiert als Parlamentarische Staatssekretärin im Bundesministerium für Familie, Senioren, Frauen und Jugend und ist zu dem Beauftragte der Bundesregierung für Migration, Flüchtlinge und Integration (BBMFI 2003: 219)

Gesundheitszustand von Menschen mit Migrationshintergrund tatsächlich von dem der deutschen Mehrheitsbevölkerung abhebt bzw. worin die besonderen Gesundheitsbelastungen erstgenannter bestehen.

Im Anschluss an diese Überlegungen soll in Kapitel vier über zielgruppenspezifische Präventions- und Gesundheitsförderungsmaßnahmen für die angesprochene Zielgruppe diskutiert werden. In diesem Rahmen sollen auch drei exemplarische gesundheitsförderliche Maßnahmen vorgestellt werden.

Abschließen soll ein Fazit dahingehend gezogen werden, wie effektiv die gegenwärtigen Präventionsangebote für Migranten gegenwärtig tatsächlich sind bzw. wie diese in Zukunft optimiert werden könnten, um die gesundheitliche Lage der Migranten im Allgemeinen nachhaltig zu verbessern.

2 Die Bevölkerung mit Migrationshintergrund in Deutschland

2.1 „Migration" und „Menschen mit Migrationshintergrund" – Begriffsbestimmung

Im Migrationsbericht der Beauftragten der Bundesregierung für Migration, Flüchtlinge und Integration (2005) wird folgende Definition von „Migration" anempfohlen:

„Von Migration spricht man, wenn eine Person ihren Lebensmittelpunkt räumlich verlegt. Von internationaler Migration spricht man dann, wenn dies über Staatsgrenzen hinweg geschieht."[2] (Vgl. RKI 2008: 9)

Das Statistische Bundesamt konkretisiert diesen Definitionsvorschlag:

> „Bei den Personen mit Migrationshintergrund handelt es sich [laut dem Mikrozensus ab 2005] um solche, die nach 1949 auf das heutige Gebiet der Bundesrepublik Deutschland zugezogen sind, sowie alle in Deutschland geborenen Ausländer/-innen und alle in Deutschland als Deutsche Geborene mit zumindest einem zugezogenen oder als Ausländer in Deutschland geborenen Elternteil." (StaBA 2010: 31)

Eines machen diese Definitionen beide auf den ersten Blick sehr deutlich:

---

[2] Bundesministerium des Innern, Bundesamt für Migration und Flüchtlinge (Hrsg) (2005): Migrationsbericht des Bundesamtes für Migration und Flüchtlinge im Auftrag der Bundesregierung. Migrationsbericht 2005. Berlin.

Menschen mit Migrationshintergrund sind keinesfalls eine homogene Gruppe, wodurch eine eindeutige Definition erheblich erschwert wird.

Hinzu kommt, dass das alltägliche Verständnis von „Migranten" nicht unbedingt dem der oben angeführten Begriffsbezeichnungen entspricht. Denn der Begriff „Migranten" schließt streng genommen lediglich Menschen mit eigener Migrationserfahrung ein. Dieses eng gefasste Verständnis vernachlässigt allerdings die Tatsache, dass auch Kinder und sogar Enkelkinder von zugewanderten Personen noch von dem Migrationshintergrund geprägt werden – beispielsweise durch das Nichtvorhandensein einer deutschen Staatsangehörigkeit und den damit einhergehenden eingeschränkten Rechtsstatus. (Vgl. RKI 2008: 7, 9)

Der Mediziner Hermann Schulte-Sasse bringt die Schwierigkeiten bei der Verwendung der ‚korrekten' Begriffe auf den Punkt, indem er schreibt:

> „Nun ist offensichtlich, dass nicht alle Migranten Ausländer sind, dass aber auch nicht alle Ausländer Migranten sind, dass gleiche Nationalität nicht bedeutet, einer gemeinsamen Ethnie anzugehören oder eine gleiche religiöse oder soziale Zugehörigkeit zu haben.
> Wir wissen, dass bei gleicher Nationalität nicht immer ein gleicher Beweggrund zu Migration führt. Menschen gleicher nationaler Herkunft und gemeinsamer ethnischer, religiöser und sozialer Identität haben in Deutschland gegebenenfalls einen unterschiedlichen aufenthaltsrechtlichen Status.
> Gleiche Aufenthaltsdauer führt nicht zu gleichen Integrationsleistungen."
> (Schulte-Sasse 2003: 15)

Diese Hinweise von Dr. Schulte-Sasse, welcher als Staatssekretär in Berlin tätig ist, zeigen nur allzu deutlich die Schwierigkeiten auf, welche zwangsläufig entstehen, wenn man sich näher mit dem Thema Migration bzw. Migranten befassen möchte.

Die vorliegende Arbeit orientiert sich im Folgenden, sofern nicht explizit anders angegeben, an dem begrifflichen Rahmen des Statistischen Bundesamtes, welches erstmals im Mikrozensus 2005 die zuvor sehr eng gefasste Definition erweitert hat, indem es zu den „Menschen mit Migrationshintergrund" auch die Nachkommen der eigentlichen Migranten hinzuzählt.[3] Obwohl die Gruppe der Migranten eine große Heterogenität aufweist, wird auch in der Wissenschaft oft von „den" Migranten gesprochen; es wird versucht, „eine Tendenz für die Mehrzahl der Migranten darzustellen, wohl wissend, dass sich die real existierenden Migranten von einer solchen aggregierten Darstellung deutlich unterscheiden". Für Deutschland und somit auch grundlegend für diese Arbeit bedeutet dies, dass der Fokus der wissenschaftlichen Betrachtungen überwiegend auf den zahlenmäßig größten Migrantengruppen („Gastar-

---

[3] Statistisches Bundesamt (Hrsg.) (2007): Bevölkerung und Erwerbstätigkeit. Bevölkerung mit Migrationshintergrund – Ergebnisse des Mikrozensus 2005. Wiesbaden.

beiter" aus Süd- bzw. Südosteuropa und die Spätaussiedler) liegt. (Vgl. Razum, Spallek 2008: 272)

2.2 Die Bevölkerung mit Migrationshintergrund in der Bundesrepublik Deutschland – Zahlen und Daten

Im Jahr 2008 verfügte die Bundesrepublik Deutschland über ca. 82,6 Millionen Einwohner, von denen etwa 15,6 Millionen einen Migrationshintergrund[4] aufwiesen. Somit hat bereits jede fünfte Person in Deutschland einen Migrationshintergrund. Dabei sind ca. 8,3 Millionen der Menschen mit Migrationshintergrund im engeren Sinne Deutsche, während etwa 7,3 Millionen von dieser Gruppe Ausländer sind. (Vgl. StaBA 2010:3, 48). Betrachtet man die ausländischen Staatsangehörigkeitsgruppen, welche in Deutschland zahlenmäßig am stärksten vertreten sind, wird ersichtlich, dass Menschen aus der Türkei (ca. 1,8 Mio.) die größte Gruppe darstellen – ihr Anteil beträgt an der Gesamtzahl der ausländischen Bevölkerung mehr als ein Viertel (26%). Weitere zahlenmäßig große Gruppen sind Ausländer aus Italien (8%) sowie aus den Nachfolgestaaten des ehemaligen Jugoslawien (7,3%).

Erwähnenswert ist, dass der aktuelle Bevölkerungsstand nicht der Bevölkerungsentwicklung entspricht: So hat der Anteil türkischer Staatsangehöriger in der BRD an den Wanderungsgewinnen von Ausländern abgenommen, während der der polnischen Staatsangehörigen beispielsweise gestiegen ist. (Vgl. RKI 2008: 13f.)

2.3 Zusammenhang zwischen Migration, sozialer Lage und Gesundheit

Der Begriff „Migration" stellt bei weitem nicht nur einen zeitlich begrenzten Prozess dar, sondern kann als „Lebensereignis" verstanden werden, welches „die individuelle Biographie und die Familienentwicklung über mehrere Generationen prägt". (Vgl. RKI 2008: 16)

In ihrem Beitrag „Migration und Gesundheit am Beispiel der Pflege" macht die Diplom- Sportwissenschaftlerin und Demographie- Beraterin Doris Laugwitz darauf aufmerksam, dass der positive Blick (innerhalb der Gesellschaft) auf Migration zunehmend verloren gegangen sei. Der Aspekt, dass Migration auch aus freiwilliger Motivation bzw. Entschlüssen geschehen kann; dass Migration auch als Chance zu begreifen ist und durchaus gelingen kann, scheint nach Meinung der Autorin immer wei-

---

[4] Bezogen auf die erstmalig erweiterte Begriffsdefinition durch das Statistische Bundesamt im Mikrozensus 2005

ter aus dem Blickfeld zu verschwinden. Damit einhergehend finde der Mut zur Veränderung der persönlichen Lebenssituation, zu einem Neustart, welcher oftmals der ‚Motor' der Migrationsentscheidung ist, wenig bzw. keine Wertschätzung und Anerkennung von außen. Diese Entwicklung stellt die Autorin in einen Zusammenhang mit dem Bereich ‚Gesundheit': Während individuelles (Fehl-)Verhalten sowie gesellschaftliche Verhältnisse, welche sich negativ auf die Gesundheit auswirken (können), häufig thematisiert und beklagt werden, werden im Gegensatz dazu „persönliche Kompetenzen und Umweltbedingungen, die die Gesundheit fördern und positiv beeinflussen, also salutogenetisch wirken[5]," viel seltener hervorgehoben. (Vgl. Laugwitz 2010: 2)

Im Hinblick auf Migrationshintergrund und Gesundheit einer Person geht die Wissenschaft davon aus, dass zwischen diesen beiden ‚Faktoren' eine Korrelation besteht. Es wird sowohl angenommen, dass ein Migrationshintergrund Einfluss auf die Gesundheit sowie das Erkrankungsrisiko der Betroffenen hat als auch eine migrationsspezifische „Vulnerabilität" (Anfälligkeit gegenüber Krankheiten) vermutet.

Hinsichtlich der angenommenen charakteristischen Gesundheitsbelastungen für Menschen mit Migrationshintergrund scheint deren besondere soziale und sozialrechtliche Lage einen erheblichen Einfluss auf die persönliche Gesundheit bzw. das Gesundheitsverhalten auszuüben. (Vgl. RKI 2008: 7)

Razum und Spallek machen darauf aufmerksam, dass Menschen mit Migrationshintergrund in Deutschland eine „zahlenmäßig relevante und unter sozialen wie gesundheitlichen Gesichtspunkten [eine] besondere Gruppe" darstellen. Jedoch kann auch heute noch nicht von einem unumstößlichen, erschöpfenden und plausiblen Modell des Zusammenhangs zwischen Migrationsstatus und Gesundheit gesprochen werden. (Vgl. Razum, Spallek 2008: 271)

In diesem Zusammenhang weist der Mediziner Schulte- Sasse auf die Notwendigkeit hin, „die besonderen Lebenslagen und besonderen Lebensverhältnisse der Migranten gesondert ins Blickfeld [zu] nehmen, wenn wir Ihnen gerecht werden wollen". (Vgl. Schulte- Sasse 2003: 15)

Eine gesonderte Stellung innerhalb der Migranten nehmen hierbei auch Flüchtlinge und „Illegale" ein, deren besondere Situation oft zu „rechtlichen und perspektivischen Unsicherheiten" führt. Aufgrund dessen zögern die Betroffenen oft, medizini-

---

[5] **Bengel, Jürgen** (2001): Was erhält Menschen gesund? : Antonovskys Modell der Salutogenese – Diskussionsstand und Stellenwert ; eine Expertise / von Jürgen Bengel, Regine Strittmacher und Hildegard Willmann. Im Auftr. der BZgA. Bundeszentrale für gesundheitliche Aufklärung (BZgA), Köln. Erw. Neuaufl.. – Köln : BZgA, 2001 (Forschung und Praxis der Gesundheitsförderung ; Bd. 6)

sche Leistungen in Anspruch zu nehmen und rechtzeitig einen Arzt aufzusuchen. (Vgl. RKI 2008: 7)

2.4 Migrationsspezifische Gesundheitsbelastungen und -ressourcen

Im Folgenden sollen verschiedene wissenschaftliche Ansätze hinsichtlich der migrationsspezifischen Gesundheitsbelastungen sowie Ressourcen vorgestellt werden.

Risiken

Schulte- Sasse betont in diesem Zusammenhang drei wichtige Aspekte: Den Aspekt der unterschiedlichen Krankheitsrisiken, den Aspekt der unterschiedlichen Krankheiten sowie den Aspekt des Zugangs zur Gesundheitsversorgung. Der Mediziner stellt fest, „dass Migranten im Gegensatz zu anderen sozial benachteiligten Schichten zusätzlich migrationsbedingten Risiken ausgesetzt sind", was sich aus dem „Minoritätenstatus" von Migranten in unserer Gesellschaft ergebe. Zugleich verweist er auf einen schlechteren Zugang zu den Einrichtungen der Gesundheitsversorgung, was u.a. durch sprachliche und kulturelle Barrieren zu erklären sei. Ein weiteres Krankheitsrisiko stellen für Schulte- Sasse die „aus der Migration selbst abzuleitende[n] psychische[n] Sonderbelastungen" dar. (Vgl. Schulte- Sasse 2003: 15ff.)

Ähnlich äußern sich Lüneburg und Seibt dazu; sie stellen in ihren Ausführungen zu gesundheitlichen Problemen von Migranten die so genannte „Migrations- Stress- Hypothese" vor, welche davon ausgeht „dass es bei Migranten aufgrund des Verlustes des soziokulturellen Umfelds im Herkunftsland zu gesundheitlichen Problemen kommen kann". Pathogene Faktoren können etwa Anpassungsprobleme, andere Klimaverhältnisse, Umstellung der Ernährung, Heimweh sowie „soziale Entwurzelung" sein. Die „Migrations-Stress-Hypothese" sieht die ethnische Zugehörigkeit von Migranten als wichtigen Einflussfaktor auf deren Gesundheit[6]. (Vgl. Lüneburg; Seibt 2007: 2)

Gerade die weiblichen Migranten sind zudem häufig Mehrfachbelastungen ausgesetzt (prekäre Arbeitsbedingungen, familiäre Belastung, Anpassungsdruck an eine fremde Kultur), welche zu einer erhöhten Belastung der Gesundheit beitragen können. Zum anderen kann ein Migrationsstatus für die jeweilige Person bedeuten, dass sich ihre Chancen auf eine adäquate Therapie signifikant verringern, etwa durch

---

[6] Keller 2003

Sprachprobleme – bzw. Barrieren. Es existiert eine Vielzahl von Stressoren, welche bei Migration auftreten und einen negativen Einfluss auf den Gesundheitsstatus sowie das (subjektive) Wohlbefinden eines Menschen haben (können): Oftmals tritt das Gefühl von Einsamkeit und Heimweh ein, was häufig mit einer sozialen Isolation bzw. regelrechter Ausgrenzung einhergeht.

Viele Migranten sehen sich zudem einer Fremdenfeindlichkeit ausgesetzt und leiden unter der Diskriminierung. Es kann auch passieren, dass sich ursprüngliche Migrationsziele wie z.b. ein erhoffter sozialer Aufstieg nicht erfüllen (negative Migrationsbilanz). Erfolgt die Migration nur als Einzelperson, kann es dazu kommen, dass eine Entfremdung von der in dem Heimatland zurückgebliebenen Verwandtschaft entsteht. (Vgl. Laugwitz 2010: 2f.)

Eine „gesunde Integration" ist ergo auch von sozialen Faktoren abhängig. Um einen besseren durchschnittlichen Gesundheitsstatus zu erreichen, ist es notwendig, die fortbestehenden Benachteiligungen in der sozialen Situation mancher Migrantengruppen abzubauen. Langfristig erscheint es erforderlich, Migranten einen gleichen Zugang in Bildungssystem und Arbeitsmarkt zu ermöglichen. um somit wiederum einen positiven Einfluss auf deren gesundheitliche Lage zu schaffen. Entscheidend ist laut Beck die Summe aller Faktoren, welche ein Individuum betreffen. Allgemein lässt sich feststellen, dass Krankheiten aufgrund belastender Arbeitsbedingungen entstehen können, welche sich negativ auf die Gesundheit ausgewirkt haben. Dies gilt ebenso bei unzureichenden Wohnverhältnissen. Zwar gelten diese Zusammenhänge für die Bevölkerung allgemein, jedoch sind Migranten von einigen dieser Faktoren besonders betroffen: Laut Beck ist diese Gruppe nach wie vor überproportional in außerordentlich belastenden Berufen vertreten und zudem stärker von dem Risiko bedroht, arbeitslos zu werden. Beck behauptet weiter, dass Menschen mit Migrationshintergrund noch immer pro Kopf weniger und schlechterer Wohnraum zur Verfügung stehe als den „alteingesessenen Deutschen". (Vgl. Beck 2003: 11)

Auch Laugwitz betont, dass äußerliche Faktoren wie ungünstige Wohn- und Wohnfeldbedingungen sich negativ auf die Gesundheit von Migranten auswirken können; ebenso wie Arbeitslosigkeit sowie fehlende/ nicht anerkannte Qualifikation. (Vgl. Laugwitz 2010: 2f.)

Der zweite Aspekt, die unterschiedlichen Krankheiten, spielt für Schulte- Sasse eine eher zu vernachlässigende Rolle; er stellt klar, „dass es im Krankheitsspektrum unterschiedliche Gewichtungen gibt im Vergleich von Migranten und Deutschen". Beispielsweise sei die Tuberkulose in Migranten- Kreisen häufiger anzutreffen als in der deutschen Bevölkerung, was aber durch die hiesigen wirksamen Strategien zur Behandlung der Tuberkulose gut in den Griff zu bekommen sei. Auf der anderen Seite treten manche Erkrankungen bei Migranten wiederum seltener auf als in der deutschen Bevölkerung. Summa summarum sei davon auszugehen, dass sich die „Krankheitsspektren und Häufigkeiten zwischen den verschiedenen Gruppen an[...]gleichen". (Vgl. Schulte- Sasse 2003: 15ff.)

Der dritte Aspekt, welcher von Schulte- Sasse erläutert wird, erscheint im Rahmen dieser Arbeit von besonderer Bedeutung, beschäftigt er sich doch mit dem schlechteren Zugang von Migranten zur Gesundheitsversorgung: Der Mediziner betont, dass die präventiven Angebote von dieser Entwicklung deutlich stärker betroffen sind als die kurativen Angebote. Als einen wichtigen Faktor für die Barrieren beim Zugang zum Gesundheitsversorgungssystem erachtet er die auftretenden Kommunikationsprobleme bzw. Sprachbarrieren. Ein weiteres Problem stellen ausgeprägte Informationsdefizite dar; Informationsmaterial für Patienten in den jeweiligen Muttersprachen sind längst nicht in allen Einrichtungen des öffentlichen Gesundheitswesens vorhaben. (Vgl. Schulte- Sasse 2003: 15ff.)

Diese „sprachliche[n] und kulturelle[n] Kommunikationsbarrieren auf beiden Seiten" stellen laut Beck ein großes Hindernis für eine „gesunde Integration" dar. Denn dadurch haben gerade ältere Migranten eine geringere Chance, eine adäquate gesundheitliche Versorgung in Anspruch zu nehmen. Ein ähnliches Bild zeigt sich bei ausländischen Arbeitnehmern; die Inanspruchnahme von Rehabilitationsleistungen ist deutlich geringer als die der deutschen Versicherten - obwohl die Menschen mit Migrationshintergrund noch immer in Sektoren und Berufssparten mit höherer Arbeitsbelastung tätig sind. (Vgl. Beck 2003: 12)

Ein weiterer Aspekt, der oft unterschätzt wird, ist nach Schulte- Sasse das „Problem der unterschiedlichen kulturellen Konzepte von Gesundheit und Krankheit". Je nach unterschiedlicher kultureller Herkunft werden Symptome von Menschen, „nicht nur unterschiedlich interpretiert, sondern sie werden auch unterschiedlich präsentiert". Zudem können kulturelle Vorstellungen einen starken Einfluss auf den jeweiligen Umgang mit Krankheiten ausüben. Häufig werden Symptome von Patienten mit Migrationshintergrund auf eine für die deutsche Mehrheitsbevölkerung recht ungewohnte, dramatisch ausgestaltete körpernahe sowie schmerzbetonende, Art kommuniziert bzw. präsentiert. (Vgl. Schulte- Sasse 2003: 15ff.)

Im Rahmen ihrer Auseinandersetzungen mit diesen Zusammenhängen verweist Beck darauf, dass Gesundheit und Krankheit von vielen Faktoren abhängen: Migration bzw. ein vorhandener Migrationshintergrund kann ein Faktor sein.

Das heißt jedoch nicht, dass Migration als solche Krankheiten verursacht, sie kann auch durchaus Ressourcen wecken. (Vgl. Beck 2003: 11)

Zudem sollte stets bedacht werden, dass die genannten Stressoren nicht nur dann auftreten, wenn Menschen in ein fremdes Land auswandern, sondern durchaus auch bei interner Migration (z.b. von Bayern nach Hamburg) erscheinen können. Desweiteren haben die Stressoren nicht auf jeden Menschen den gleichen Einfluss; sie wirken unterschiedlich und werden auch unterschiedlich wahrgenommen; nicht alle Menschen werden also automatisch krank, wenn sie sich für eine Migration und die daraus entstehenden Veränderungen entscheiden. (Vgl. Laugwitz 2010: 2f.)

Chancen

Doch angesichts der beschriebenen Stressoren sollte nicht unberücksichtigt bleiben, dass Menschen mit Migrationshintergrund häufig über Ressourcen und Potenziale verfügen, welche für den Heilungsprozess durchaus förderlich sein können und daher genutzt werden sollten. Beispielsweise kann eine intensive Auseinandersetzung mit den in den Herkunftsländern existenten Gesundheitskonzepten eine Bereicherung für die Diskussion in der ‚deutschen Mehrheitsgesellschaft‘ sein, wie Gesundheit und Krankheit zu definieren sind. (Vgl. Beck 2003: 11)

Als ein Beispiel für die besonderen gesundheitlichen Ressourcen kann die hohe „Reziprozität" innerhalb der türkischen Migrantenbevölkerung angeführt werden; wodurch eine gegenseitige Unterstützung in großem Umfang gewährleistet wird. (Vgl. White 1997 in Razum, Spallek 2008: 280)

Erwähnenswert ist, dass ein Migrationshintergrund auch einen „Vorteil" mit sich bringen kann, wenn nämlich den Menschen (durch die Einbindung in entsprechende Netzwerke) soziale und gesundheitliche Ressourcen eröffnet werden, über welche die einheimische Bevölkerung nicht verfügt. In der Empirie hat sich gezeigt, dass bei der nicht migrierten Bevölkerung eine Korrelation zwischen einem niedrigen sozialen Status und einem höheren Risiko hinsichtlich Morbidität und Mortalität vorliegt. Paradox erscheint in diesem Zusammenhang, dass Menschen mit Migrationshintergrund trotz ihrer sozialen Benachteiligung häufig eine niedrigere Sterblichkeit als die Mehrheitsbevölkerung haben. Dieses Phänomen wird als sogenannter „Healthy- migrant"-Effekt bezeichnet: Die beobachtete Mortalität (nicht selten auch die Morbidität) von zugewanderten Personen liegt niedriger als die der Mehrheitsbevölkerung. Ursache dafür könnten Auswahleffekte bei der Migration sein; das heißt, dass vor allem diejenigen Menschen eine Migration auf sich nehmen, die sich in einer guten (körperlichen) Verfassung befinden. Man spricht dann von positiver gesundheitlicher Selbst-

oder Fremdauswahl von Migranten. Die positive Selbstauswahl der Migrierenden gilt bei dem Modell des Healthy- migrant- Effekts als Begründung für den Gesundheitsvorteil. Die geringere Krankheitsprävalenz kann über viele Jahre andauern und bestehen. Oftmals lassen sich bei Migranten auch Jahrzehnte nach der Migration noch Mortalitätsvorteile gegenüber der Mehrheitsbevölkerung des Ziellandes feststellen. Problematisch ist allerdings bei diesem Effekt, dass dadurch bestehende gesundheitsbezogene Probleme (Sprachbarrieren, Gefühl der Ausgrenzung, etc.) oft sehr spät entdeckt werden. Dies führt letztlich dazu, dass erhobene Morbiditäts- und Mortalitätsraten nur schwer analysiert werden können. (Vgl. RKI 2008: 23; Razum, Spallek 2008: 274ff.)

3 Gesundheitsversorgung für Menschen mit Migrationshintergrund

Von einer gelungenen Integration lässt sich dann sprechen, wenn eine gleichberechtigte Teilhabe an den wichtigen gesellschaftlichen Gütern gewährleistet ist. Zu diesen Gütern zählt auch Gesundheit. Insofern sollte der gleichberechtigte Zugang zur gesundheitlichen Versorgung in Deutschland auch für Migranten eigentlich eine Selbstverständlichkeit darstellen. Auch die Art und Qualität der medizinischen Behandlung sollte nicht von der nationalen Herkunft des Patienten abhängig sein.

In der alltäglichen medizinischen Beratung und Versorgung bestehen jedoch nach wie vor rechtliche und faktische Hindernisse, welche den Migranten den gleichen Zugang zu gesundheitlichen Leistungen beschneiden oder im schlechtesten Fall völlig verwehren. Zielgruppenspezifische Informationen hinsichtlich gesundheitlicher Vorsorgeangebote sind oft nur regional begrenzt zugänglich oder gelangen durch fehlgeleitete Kommunikation sowie sprachliche und kulturelle Barrieren erst gar nicht an ihr ‚Ziel'. (Vgl. Beck 2003: 10)

Zu dieser Situation äußert sich auch Heike Reinecke vom Gesundheitsministerium Nordrhein- Westfalen und betont, dass Integration in diesem Bundesland einen hohen Stellenwert habe. Dies schließe eine „gleichberechtigte Teilhabe am gesellschaftlichen Leben – auch im Gesundheitsbereich" zwingend ein. In diesem Kontext weist sie jedoch auf folgenden Sachverhalt hin: „Man kann aber nur das nutzen, was man kennt." Was auf den ersten Blick banal klingt, stellt im alltäglichen Leben für viele Migranten ein großes Problem dar; viele der ehemaligen „Gastarbeiter" haben mittlerweile das Rentenalter erreicht und müssen entsprechend häufiger eine medizinische Versorgung in Anspruch nehmen. Jedoch fällt es vielen Betroffenen häufig schwer, sich im deutschen Gesundheitssystem zu orientieren und eine angemessene medizinische Behandlung zu erhalten. Dr. med. Ulrich Thamer, 1. Vorsitzender der Kassenärztlichen Vereinigung (KV) Westfalen-Lippe, betont in diesem Kontext, dass es von großer Bedeutung sei, eine Verbesserung des Verständnisses zwischen den Kulturen zu erreichen, um so einen erfolgreichen Verlauf von medizinischen Therapien zu ermöglichen. Findet im Behandlungsfall allenfalls eine mangelnde interkulturelle Verständigung statt, kann dies einen sehr negativen Einfluss auf das Arzt-Patienten- Verhältnis haben und sowohl bei Arzt als auch Patient Verunsicherung hervorrufen. (Vgl. Korzilius 2010: 80)

Wissenschaftliche Studien (u.a. RKI 2008) haben ergeben, dass Menschen mit Migrationshintergrund viele gesundheitliche Leistungen in geringerem Maße in Anspruch nehmen als die Mehrheitsbevölkerung. Dies lässt sich sowohl durch einen ungleichen Zugang zum Gesundheitsversorgungssystem erklären als auch durch eine ungleiche Nutzung. Das Robert- Koch- Institut nennt viele verschiedene Faktoren, welche für die Unterschiede in der Inanspruchnahme verantwortlich sein können: Unterschiede im Versicherungsstatus (und damit im rechtlichen und finanziellen Zugang), strukturelle Richtlinien (aufenthaltsrechtlicher Status, etc.), Kommunikationsprobleme (Sprachbarrieren, Informationslücken) sowie ein unterschiedliches, kulturspezifisches Krankheitsverständnis und abweichendes Nutzerverhalten, welches sich aus unterschiedlichen Rollenverständnissen (bzgl. Geschlecht, Generation, Profession) ergibt. All diese Determinanten können sich einzeln oder auch kumuliert auf die Inanspruchnahme von medizinischen Leistungen auswirken. (Vgl. RKI 2008: 107) Hinsichtlich der gesundheitlichen Lage von Migranten liegt ein „multidimensionaler Wirkmechanismus vor, der den Einfluss einzelner Größen noch komplexer erscheinen lässt als bei der Mehrheitsbevölkerung". Um die Gesundheitsversorgung für Migranten zu optimieren, sollte daher der Versuch unternommen werden, herauszufinden, welche ‚migrantenspezifischen' Risiken und Ressourcen vorliegen und welche Determinanten dahinter stehen. Diese Analyse wäre nicht nur hinsichtlich der Gesundheitsversorgung, sondern auch im Hinblick auf adäquate Präventionsmaßnahmen von hohem Stellenwert. (Vgl. Razum, Spallek 2008: 286)

4 Prävention für Menschen mit Migrationshintergrund

4.1 Zugangsbarrieren zur Prävention bei Menschen mit Migrationshintergrund

Die Prävention für Menschen mit Migrationshintergrund erscheint als eine sehr komplexe und in der Praxis schwer zu bewältigende Herausforderung, da u.a. die Erfassung von migrationsspezifischen Gesundheitsdaten nur begrenzt möglich ist.[7]. Dies ist nicht zuletzt darauf zurückzuführen, dass es bisher noch keine einheitliche Definition der Zielgruppe „Menschen mit Migrationshintergrund" gibt, so dass diese Gruppe einmal in einem eher engen und einmal in einem eher weiten Rahmen zusammengefasst werde kann. (siehe Kapitel zwei)

Da die Gruppe der Menschen mit Migrationshintergrund nicht eindeutig erfasst bzw. eingegrenzt werden kann, lassen sich auch essentielle Erkenntnisse für die Präventionsarbeit nur schwer gewinnen. (Vgl. RKI 2008: 121)

Die bereits mehrfach angesprochene Heterogenität dieser Gruppe stellt eine große Herausforderung für die Konzeption von ‚migrantenspezifischen' Präventionsprogrammen dar: Denn „ebenso wenig wie es „den Migranten" gibt, gibt es „den Kranken". Aus dieser Situation heraus lassen sich bisweilen nur in einigen wenigen Bereichen gesicherte Aussagen hinsichtlich des Gesundheitszustandes der Bevölkerung mit Migrationshintergrund treffen. Daraus ergibt sich die Forderung, die Gesundheitsberichterstattung dahingehend zu optimieren, dass sie letztlich zu einer verbesserten Gesundheitsversorgung für Migranten führt. Dass eine derartige Optimierung der Datenerhebung in diesem Bereich so zu erfolgen hat, dass datenschutzrechtliche Aspekte nicht vernachlässigt werden, sollte dabei selbstverständlich sein. (Vgl. Beck 2003: 10)

Desweiteren existieren bisher noch keine universellen Richtlinien dahingehend, wie Prävention im Einzelnen konzipiert sein sollte, um auf die besonderen Umstände und Gegebenheiten der jeweiligen Zielgruppe (in diesem Fall Menschen mit Migrationshintergrund) einzugehen, d.h. beispielsweise die jeweilige Sprache, Kultur, sowie Integrationsbedingungen mit einzubeziehen. Damit das Auftreten von Krankheiten bei Menschen mit Migrationshintergrund vermieden bzw. zumindest das Fortschreiten dieser Krankheiten verhindert werden kann, muss zuvor eine Analyse der „Beson-

---

[7] Hommes, M. (2003): Gesundheitsberichterstattung und Integration.
In: Beauftragte der Bundesregierung für Migration, Flüchtlinge und Integration (Hrsg) Gesunde Integration. Dokumentation der Fachtagung am 20. und 21. Februar 2003 in Berlin. Bonner Universitäts-Buchdruckerei, Bonn, Berlin.

derheiten der Zielgruppe Menschen mit Migrationshintergrund" erfolgt sein, um die so gewonnenen Daten und Erkenntnisse im Anschluss bei der Konzeption von präventiven Gesundheitsangeboten aktiv einzubringen. Während man im Allgemeinen einen genaueren Blick auf die besonderen Lebensumstände der jeweiligen „Zielgruppe" wirft, also etwa „spezifische Risikofaktoren, die sich aus der Lebenslage im Aufenthaltsland ergeben", in die Analyse und die darauffolgende Konzeption von Präventionsmaßnahmen mit einbezieht, müssen bei immigrierten Personen die persönliche Migrationserfahrung sowie die „Auswirkungen der jeweiligen psychologischen Migrationsphase [...], in der sich die Betroffenen befinden[8], hinzugezogen werden.

In der Empirie hat sich zudem gezeigt, dass es innerhalb der Zuwanderungsgesellschaft zu einer „Vermischung der Kulturen" gekommen ist. Diese Entwicklung macht es erforderlich, spezifische Kompetenzen zu entwickeln, welche sich nicht nur auf eine einzelne Kultur beziehen, sondern vielmehr solche, die unterschiedliche Kulturen umfassen. In diesem Kontext spricht man auch von sogenannten „transkulturellen Kompetenzen"[9].

Im Optimalfall würden sich zugewanderte Personen daher am besten schon während ihrer „Orientierungsphase" in Deutschland über ihnen zugängliche präventive Angebote sowie gesundheitsfördernde Lebensbedingungen bzw. -formen informieren, um bei Bedarf möglichst schnell diese Angebote in Anspruch nehmen zu können. (Vgl. RKI 2008: 121)

Ähnlich wie bei der angesprochenen Inanspruchnahme von gesundheitlichen Leistungen tut sich auch bei den Präventionsangeboten für Migranten eine Vielzahl von Zugangsbarrieren auf. Wolter und Stark weisen darauf hin, dass die „Vielfalt innerhalb der Migrantenbevölkerung nach ethnischen und nationalen Gesichtspunkten" eine große Herausforderung für die Gesundheitsversorgung (nicht nur in Deutschland) darstellt. Es hat sich gezeigt, dass es für diejenigen Gruppen von Migranten, die zahlenmäßig nur einen relativ geringen Anteil an der Gesamtzahl aller Migranten haben, schwieriger erscheint, einen Zugang zur „Regelversorgung" zu finden. Dies lässt sich auch bei neu zugewanderten Menschen beobachten. Zudem lässt sich bei der Entwicklung von ergänzenden Gesundheitshilfen für einzelne Bevölkerungsgruppen schnell feststellen, dass hierbei auch stets „spezifische kulturelle und rechtliche Fragen wie zum Beispiel nach dem Aufenthaltsstatus" eine wichtige Rolle spielen und daher immer mit einbezogen werden sollten. (Vgl. Wolter; Stark 2009: 358)

---

[8] Sluzki, CE (2001): Psychologische Phasen der Migration und ihre Auswirkungen. In: Hegemann T., Salman R. (Hrsg) Transkulturelle Psychiatrie. Konzepte für die Arbeit mit Menschen aus anderen Kulturen. Psychiatrie Verlag, Bonn.
[9] Domenig, D. (2001): Migration, Drogen, transkulturelle Kompetenz. Hans Huber Verlag, Bern.

Es muss bedacht werden, dass zugewanderte Personen durch das Leben in einer fremden Kultur mit großen inneren (psychischen) sowie äußeren (sozialen) Veränderungen konfrontiert werden, welche sich langfristig negativ auf ihren Gesundheitsstatus auswirken können. Es ist durchaus nachvollziehbar, dass Bereiche wie Gesundheitsvorsorge aufgrund der zu erbringenden komplexen Anpassungsleistungen (zunächst) eher eine nachrangige Stellung im Bewusstsein der Migranten einnehmen. Darüber hinaus ist zu berücksichtigen, dass in vielen Herkunftsländern der Menschen mit Migrationshintergrund Bereiche wie Gesundheitsförderung und Prävention eine eher geringe Rolle einnehmen; was zu einer verminderten Nachfrage in der neuen „Heimat" führen kann. (Vgl. RKI 2008: 121)

4.2 Voraussetzungen für effektive und problemorientierte Präventionsarbeit

Eine Maßnahme um die Inanspruchnahme von migrantenspezifischen Präventionsangeboten zu erhöhen, ist Methoden zu entwickeln, „die einerseits vorhandene Ressourcen der Gesundheitsdienste nutzen und andererseits die Migrantencommunities (sic!) direkt an der Ausführung von Gesundheitshilfen beteiligen".

Diese Maßnahmen lassen sich am besten im kommunalen Bereich durchführen; denn dort lassen sich die facettenreichen fachlichen sowie organisatorischen Angebote des öffentlichen Gesundheitsdienstes effektiv anwenden bzw. umsetzen. Dies gilt nicht nur im Hinblick auf eine effektive medizinische Versorgung einzelner Bevölkerungsgruppen, welche beim Zugang zum Gesundheitswesen nicht selten auf große Schwierigkeiten stoßen, sondern auch für die „Entwicklung kommunaler Netzwerke, die möglichst viele medizinische Leistungsanbieter und Organisationen einbinden und gezielt die Lebenswelten der Migranten einbeziehen".

Damit eine medizinische Versorgung von Menschen in prekären Lebenslagen auch in der Praxis zeitnah und effizient gewährleistet werden kann, ist es dringend erforderlich, (neue) Praxismodelle zu entwerfen, welche eine flexible und ökonomisch sinnvolle Organisation von Gesundheitshilfen gestatten. Dadurch kann es gelingen, dass die bereits angesprochenen, zahlenmäßig kleinen bzw. nicht optimal integrierten, Bevölkerungsgruppen auf Dauer medizinisch (ausreichend bzw. qualitativ hochwertig) versorgt werden. (Vgl. Wolter; Stark 2009: 358)

4.3 Präventionsprojekte in Deutschland – eine exemplarische Auswahl

Aufgrund der vielfältigen Themen und der häufig regionalen Ausrichtung von Präventionsangeboten für Migranten fällt es schwer, einen Überblick über das gesamte ‚Spektrum' zu gewinnen. Zudem richten sich viele Angebote nicht nur ausschließlich an Menschen mit Migrationshintergrund, sondern auch an „breitere Zielgruppen". Im Folgenden sollen stellvertretend für eine Vielzahl von unterschiedlichen Präventionsangeboten in der Bundesrepublik drei Präventionsprojekte vorgestellt werden, die speziell für Migranten konzipiert wurden.

4.3.1 Praxisbeispiel Afrika - Sprechstunde

Seit 2001 bietet das Gesundheitsamt Frankfurt eine sogenannte „Afrikasprechstunde" an. Ausgangspunkt dieser Initiative war das Ziel, innerhalb eines Regeldienstes ein dauerhaftes Angebot für diejenigen Menschen zu schaffen, die aus Gründen wie fehlender Krankenversicherung, empfundener und tatsächlicher Diskriminierung und/oder keinem gesicherten (rechtlichen) Status gar keinen bzw. nur eingeschränkten Zugang zu medizinischen Leistungen haben. Das Projekt mit dem Arbeitstitel „Gesundheitsberatung für afrikanische Frauen, Männer und Familien" wurde 2001 in einem kommunalen Kooperationsverband entworfen, wobei eine Vielzahl von Akteuren sowohl an dem Entwurf als auch an der konkreten Umsetzung beteiligt waren bzw. sind: Das Frankfurter Gesundheitsamt, das Amt für multikulturelle Angelegenheiten, das Frauenreferat sowie das Sozialamt. Auch der Migrantenverein *Maisha e.V.*, Selbsthilfegruppe Afrikanischer Frauen in Deutschland, wirkt aktiv bei dem Projekt mit und verfolgt genau wie die anderen genannten Akteure das übergreifende Ziel, eine „geregelte medizinische Versorgung in Verbindung mit der Förderung sozialer Selbsthilfe bei einer Zielgruppe von rd. 5000 Menschen, die ihren Lebensmittelpunkt in der Kommune haben" zu schaffen und aufrecht zu erhalten. Als ein zentrales Merkmal dieses Konzepts ist der Aspekt zu nennen, dass die Betroffenen effektiv an der Planung und Umsetzung einer medizinischen sowie sozialen Gesundheitshilfe im Alltag partizipieren; sich also aktiv in den Prozess einbringen. Grundlegend für das Konzept waren zudem drei wesentliche Kriterien, welche später „maßgeblich für das Frankfurter Raster zur Erfassung integrationsfördernder Praxis im Gesundheitswesen wurden": Pragmatische, integrationsfördernde sowie gesundheitswissenschaftliche Aspekte. Die pragmatischen Gesichtspunkte, welche dem Konzept zu

Grunde gelegt wurden, beziehen sich darauf, dass das Angebot (Gesundheitsberatung) „innerhalb bestehender Kapazitäten des Gesundheitsamtes konzipiert, geplant
und umgesetzt" werden kann. Gerade im kommunalen Kontext erscheint es erfolgs-
versprechend, wenn die vorhandenen Ressourcen von Menschen mit Migrationshintergrund (wie etwa ein starkes Gemeinschaftsgefühl) mit den Gesundheitshilfen im
öffentlichen Gesundheitsdienst (Gesundheitsamt) verbunden werden: Anhand von
Selbsthilfestrukturen (soziale, kulturelle, religiöse Vereinigungen der ansässigen Migranten) lässt sich das Angebot deutlich weiträumlicher kommunizieren; es können so
neue Informations- und Kommunikationswege entstehen, von denen auch Migranten
in prekären Lebensverhältnis profitieren, welche über sonstige Medien wahrschein-
lich nicht von dem Angebot erfahren hätten.

Die Afrikasprechstunde besitzt außerdem eine integrationsfördernde Funktion, da sie
sich ausdrücklich den „Minderheiten in der Minderheit" widmet; nur etwa jeder drei-
zehnte Migrant stammt aus Afrika. Erwähnenswert ist, dass Angehörige kleinerer
Minoritäten in der ausländischen Bevölkerung meist in deutlich geringerem Maße die
Versorgungsangebote im Sozial- und Gesundheitswesen in Anspruch nehmen, „weil
es nur wenige oder keine „Vermittler" oder gar Fachpersonal in deutschen Einrichtungen aus den jeweiligen Herkunftsländern gibt". Da sich gerade die Lebenslage
vieler Afrikaner in rechtlichen und materiellen Aspekten teils erheblich von Migranten
wie etwa aus der Türkei unterscheidet, sind zusätzliche Selbsthilfestrukturen von essentieller Bedeutung, „die durch lebensweltbezogene Maßnahmen und Projekte der
Gesundheitsförderung" auf kommunaler Ebene wirkungsvoll unterstützt werden können. Die Afrikasprechstunde im Frankfurter Gesundheitsamt findet einmal pro Woche
statt, wobei in den vier Stunden im Durchschnitt zwölf Konsultationsfälle erreicht
werden. Innerhalb eines Jahres lassen sich so ca. 500 Konsultationen feststellen.
Die Sprechstunde, welche der beschriebenen Zielgruppe den Zugang zu einem nied-
rigschwelligen allgemeinmedizinischen Versorgungsangebot ermöglich möchte, kann
anonym in Anspruch genommen werden und ist für die Betroffenen stets kostenlos.
(Vgl. Wolter; Stark 2009: 359)

4.3.2   Praxisbeispiel *MiMi* – Projekt

Der Diplom- Sozialwissenschaftler Holger Russ (Novitas BKK) erläutert in seinem
Beitrag, dass es mittlerweile viele Projekte im Bereich der Gesundheitsförderung und
Prävention gibt, welche auch den Aspekt der sozialen Ungleichheit berücksichtigen.
In diesem Zusammenhang wurden in den vergangenen Jahren viele Projekte initiiert,

welche sich speziell an Menschen mit Migrationshintergrund wenden. Der Zusammenhang von sozialer Ungleichheit und Migrationshintergrund wurde dort besonders hervorgehoben. Der Autor macht jedoch in diesem Kontext deutlich, dass soziale Ungleichheit durchaus nicht nur bei Menschen mit Migrationsstatus auftritt, betont aber, dass bei dieser Zielgruppe meist nicht nur ein niedrigerer sozialer Status, sondern dazu auch sprachliche Barrieren und spezifische kulturelle Merkmale zu beobachten sind. Anknüpfend an diese Beobachtungen stellt Russ ein Projekt vor, welches von der Novitas BKK mit organisiert sowie –finanziert wurde: Das *MiMi*- Projekt: Dieses Abkürzung steht für das Konzept „Mit Migranten für Migranten". Die Stadt Duisburg im Ruhrgebiet ist seit 2006 eine sogenannte *MiMi*- Stadt. Zentrale Idee dieses innovativen Projekts ist der Aspekt, dass Multiplikatoren aus der jeweiligen Bevölkerungsgruppe (in Duisburg überwiegend Menschen mit türkischem Migrationshintergrund) in Hinblick auf eine Reihe von Themen ausgebildet bzw. geschult werden, welche alle mit Gesundheit, Krankheit und Krankenversicherung in Verbindung stehen. Die Vielfalt der Themen reicht von Ernährung und Bewegung, Seelische Gesundheit, erste Hilfe beim Kind bis hin zu dem System der deutschen Krankenversicherung. Zu diesen Themen werden sog. Interkulturelle Gesundheitsmediatoren geschult, welche die so gewonnenen Informationen im Anschluss der betreffenden Zielgruppe vermitteln sollen. Die Vermittlung der gesundheitsspezifischen Themen erfolgt stets bei „Veranstaltungen", bei denen die Mediatoren oft mit externen Fachkräften, wie beispielsweise Medizinern oder Ernährungsberatern, zusammenarbeiten. Veranstaltungsorte können Kultur- oder Stadtvereine sein, Bürgertreffs (AWO) oder auch eine Moschee (Muslime). Zentraler Gedanke: Die Teilnehmer selbst bestimmen den für sie in Frage kommenden Veranstaltungsort; der Mediator kommt zu ihnen. Dabei werden alle Altersklassen, Männer wie Frauen, bedacht; Singles und Familien. Die Interessen der Zielgruppe bestimmen maßgeblich den Verlauf einer solchen Infoveranstaltung, die Grenzen zwischen einzelnen Themen sind fließend und können flexibel gehandhabt werden. Nicht selten ergibt sich, dass sich viele Veranstaltungen im Verlauf ‚weiterentwickeln'; von der reinen Informationsveranstaltung hin zu adäquaten Gesundheitskursen.

Auf diesem Weg ist es gelungen, Zielgruppen zu erreichen, „die über die konventionellen Kommunikationswege nur sehr eingeschränkt angesprochen werden können". Erfahrungen aus dem *MiMi* – Projekt haben gezeigt, dass Menschen mit unterschiedlichen kulturellen Hintergründen auch über andere, „für sie typische, normale, alltägliche Formen des Zusammenseins, der Kommunikation untereinander" verfügen. Das *MiMi*- Konzept basiert auf dem so genannten Setting- Ansatz, welcher eine übergreifende, integrierende Herangehensweise an die Zielgruppe ermöglicht. Erst wenn der Betroffene im ersten Schritt die ihm zukommende Information, Hilfestellung, versteht und sie im zweiten Schritt auch als für sich relevant bewertet, kann überhaupt von einer Chance gesprochen werden, dass er dadurch seine bisherigen Gedanken- und Handlungsmuster reflektiert und verändern bzw. ,optimieren' kann. (Vgl. Russ 2010: 8ff.)

4.3.3 Praxisbeispiel *Initiative zur Prävention von Übergewicht in türkischen Familien*

Ein weiteres Beispiel für ein Präventionsangebot, welches sich speziell an Migranten und deren Lebensbedingungen richtet, stellt eine Initiative des Landes Nordrhein-Westfalen dar: Das Land startet im kommenden Jahr (2012) eine „Initiative zur Prävention von Übergewicht, die sich speziell an türkische Familien richtet".

Initiiert wurde dieses Projekt vom Ministerium für Klimaschutz, Umwelt, Landwirtschaft, Natur- und Verbraucherschutz Nordrhein-Westfalen; es integriert vielfältige Kompetenzen von kenntnisreichen Partnern und versucht so zur Prävention von Übergewicht in der Gruppe der türkischstämmigen Mitbürger beizutragen. Im Fokus steht dabei das „Zusammenspiel von ausgewogener Ernährung und ausreichend Bewegung im Rahmen eines aktiven Lebensstils", wobei dies stets den sprachlichen und kulturellen Kontext berücksichtigt. Verbraucherschutzminister Johannes Remmel verweist auf den relativ hohen Anteil übergewichtiger Kinder und Jugendlicher in dieser Gruppe, welcher stetig wächst und möchte sich diesem Problem widmen: Mithilfe von ganz verschiedenen und „äußerst kompetenten Partnern gehen wir nun dieses sensible Thema an. Ziel der Initiative ist die passgenaue Ernährungs- und Bewegungsaufklärung in deutscher und türkischer Sprache, die Eltern informiert und motiviert, das Gelernte ohne großen Aufwand im Alltag umzusetzen." Das Schulungskonzept der Initiative basiert auf zwei zentralen, aufeinander aufbauenden Säulen. Zum einen werden bilinguale Lehrer, Ärzte, Ernährungs- und Bewegungsfachkräfte geschult. Als Grundvoraussetzung für die Qualifizierung als „Gesundheitsmediator" sollten die Ernährungs- und Bewegungsfachkräfte über „sozialpädagogische, methodische und didaktische Kompetenzen sowie Berufserfahrung verfügen". Idealerweise verfügen diese Fachkräfte zudem über einen staatlich anerkannter Berufs- oder Studienabschluss in einem der beiden Fachgebiete, Ernährung oder Bewegung. Das so erworbene Wissen wird von den Experten im zweiten Schritt an türkische Eltern vermittelt, was in eigens dafür entwickelten Kursen geschieht. Das Projekt befindet sich gerade im Aufbau, der erste Schulungstermin fand im Februar 2011 statt. Um die Informationen bezüglich Bewerbungsmodalitäten, Termine, Schulungsinhalte, etc. zu bündeln wurde ein Projektbüro eingerichtet, wo sich interessierte Ernährungs- und Bewegungsfachkräfte über die Initiative informieren können. (Vgl. MKULNV NRW 2011)

4.4 Schlussfolgerung:
Stand der Prävention für Menschen mit Migrationshintergrund

Die Koordinatorin des bundesweiten Arbeitskreises „Migration und öffentliche Gesundheit", Marieluise Beck, moniert, dass sich die interkulturelle Kompetenz des Gesundheitspersonals derzeit auf „Dolmetschen durch ausländische Putzhilfen" beschränke. Diese pointierte Aussage soll darauf hinweisen, dass es immer noch zu wenig Angebote in der Prävention und Gesundheitsförderung gibt, die Deutschen wie Migranten gleichermaßen gerecht werden – obwohl in den letzten Jahren vermehrt Anstrengungen dahingehend unternommen wurden, diese Situation zu verbessern. Es hat sich gezeigt, dass Vorsorgeuntersuchungen wie z.B. während der Schwangerschaft von Migrantinnen deutlich seltener in Anspruch genommen wurden als von deutschen Frauen. Um dieser prekären Situation Abhilfe zu schaffen, „müssen sich die Regeleinrichtungen der gesundheitlichen und sozialen Versorgung interkulturell öffnen", damit Menschen mit Migrationshintergrund eine verbesserte gesundheitliche Versorgung und Beratung auch in der Praxis offen steht. (Vgl. BBMFI 2003: 8)
Die rund 15 Millionen Menschen mit Migrationshintergrund, die in Deutschland leben, weisen nicht nur wie angesprochen eine Heterogenität hinsichtlich ihrer Lebenssituation auf, sondern auch in Bezug auf ihre Umgangsformen mit gesundheitsrelevanten Themen. Aufklärungsmaßnahmen, welche sich an die breite Allgemeinheit richten, werden von vielen Migranten wahrgenommen. Eine kleinere Gruppe der Migranten wird von deutschsprachigen Informationsmaterialien oder durch persönliche Beratung angesprochen; ein anderer Teil greift auf fremdsprachige Informationen zurück, welche bei vielen Organisationen und Institutionen wie beispielsweise der BZgA oder den Gesundheitsämtern vor Ort zugänglich sind. Doch die Angebote erreichen bislang noch nicht alle Menschen mit Migrationshintergrund; manche Teilgruppen werden durch die genannten konventionellen Angebote und Konzepte nicht erreicht und finden so keinen Zugang zu Gesundheitsinformationen.

Gründe dafür lassen sich viele nennen, u.a. die bereits angesprochenen sprachlichen, kulturellen, sozialen und rechtlichen ‚Hürden', mangelnde Kenntnis über die Organisation und Leistungen des deutschen Gesundheitssystems oder eine wahrgenommene Diskriminierung. (Vgl. Blümel 2009: 14)

In Deutschland lassen sich erst in den letzten Jahren „verstärkte Bemühungen zur Verbesserung der Gesundheitschancen und der Erreichbarkeit der jeweiligen Gruppen" beobachten. Noch immer gelten Menschen mit Migrationshintergrund sowie Angehörige ethnischer Minderheiten hierzulande als „schwer erreichbare Zielgruppe" bezüglich Gesundheitsförderung und Präventionsmaßnahmen; in der Gesundheitsversorgung gelten sie als „schwierige Patienten". (Vgl. Borde 2002 in Borde 2009:18)

Borde kritisiert, dass die „schwer erreichbaren" Gruppen häufig mit kulturspezifischen Verhaltensweisen in Verbindung gesetzt werden, welche es erlauben, simple Begründungen für „Unterrepräsentation in Studien, erfolglose Gesundheitsförderungsmaßnahmen und gescheiterte Präventionsinitiativen" aufzustellen. Strukturelle und methodische Gesichtspunkte (ungenügende Datenerhebungsmethoden, Gesundheitsförderungsmethoden, etc.), welche oft zu einem systematischen Ausschluss bestimmter Bevölkerungsgruppen führen, werden dagegen eher selten wahrgenommen. (Vgl. Borde 2009: 22)

Daher muss darüber diskutiert werden, was unter bedarfsgerechten, migrations- und kultursensiblen Zugangswegen und Angeboten verstanden werden kann bzw. wie sich diese Konzepte in der Praxis umsetzen lassen. Auch die Frage nach dem richtigen Setting bzw. der richtigen Methode, um Migrantengruppen mit besonderem Bedarf gut zu erreichen, muss gestellt werden. (Vgl. Blümel 2009: 14)

5 Perspektiven für die Praxis, Zusammenfassung und Fazit

Lange Zeit existierte in der Bundesrepublik, wie in vielen anderen „Anwerbestaaten" auch, die Vorstellung, dass es möglich sei, „im Rahmen der Anwerbeverfahren in den 50er bis 70er Jahren des 20. Jahrhunderts für einen begrenzten Zeitraum „Humankapital" zu leihen und nach entsprechender Arbeitszeit gegen neue Arbeitskräfte auszutauschen". Dieses Konzept hat sich jedoch in der Praxis als nicht umsetzbar erwiesen[10]: Das Gro derjenigen, die in die Bundesrepublik immigriert sind, ist bis heute geblieben; viele der damaligen Migranten haben eine Familie gegründet und sind hier 'sesshaft' geworden. (Vgl. Lüneburg; Seibt 2007: 8)

Aufgrund dieser Situation bewertet auch Dagmar Grundmann eine „dauerhafte Implementierung von Modellprojekten im Bereich Migration und Gesundheitsförderung (auch tragfähiger Partnerschaften und Praxisprojekte)" als äußerst erforderlich - gerade vor dem Hintergrund, dass einzelne und befristete Maßnahmen weder unter ökonomischen noch strukturellen Gesichtspunkten zielführend sind. Wünschenswert wären hingegen eine „flächendeckende Gesundheitsförderung bei sozial Benachteiligten" sowie eine qualitative Weiterentwicklung von Präventionsangeboten. Langfristig müssen effektive Strukturen bzw. Plattformen für den Bereich Migration und Gesundheit auf Länder- und Gemeindeebene geschaffen werden. (Vgl. Grundmann 2009: 223)

Um die gesundheitliche Lage von Migranten zu verbessern, sind viele Aspekte zu beachten: Notwendig sind eine „Akzeptanz der Differenz und Anpassung der Zugangsmethoden, der Kommunikations- und Informationsstrukturen an die Lebenswelt der zu erreichenden Gruppen". Zudem muss die Etablierung von „differenzsensiblen und intersektionellen Konzepten" in der Gesundheitsforschung wie auch in der –förderung forciert werden. (Vgl. Borde 2009: 30)

Will man der Heterogenität der Zielgruppe gerecht werden, ist eine differenzierte Zielgruppenanalyse unumgänglich, zudem Migrations- und Integrationsprozesse eine hohe Dynamik aufweisen. Daher ist es dringend erforderlich, eine „Anpassung an sich wandelnde Bedingungen und vor allem eine Vermeidung von kulturellen Stereotypen und Klischees" zu erreichen, um so eine gewisse „Kulturflexibilität" zu gewährleisten. (Vgl. Blümel 2009: 228)

---

[10] Richter, Michael (2003): gekommen und geblieben – Deutsch-türkische Lebensgeschichten; Hamburg: edition Körber-Stiftung 2003; 3. Auflage 2004

Dies bedeutet konkret, dass (verstärkt) mehrsprachige Informationsmedien entwickelt sowie ein flächendeckendes Netz an Dolmetscherdiensten geschaffen werden müssen. Weitere notwendige Maßnahmen sind die verstärkte Einstellung von muttersprachlichem Personal sowie die Berücksichtigung von interkulturellen Inhalten in der medizinischen Aus- und Weiterbildung, um so den konkreten Anforderungen in der Praxis gerecht zu werden. (Vgl. Beck 2003: 8)

Zudem erscheint es sinnvoll, Fachkräfte mit Migrationshintergrund und Angehörige ethnischer Minderheiten in die Konzeptions- und Durchführungsphasen von Gesundheitsförderungsprogrammen aktiv mit einzubeziehen. (Vgl. Borde 2009: 30)

Hilfreich könnte desweiteren sein, den Abbau der Zulassungsbeschränkungen für die Berufsausübung ausländischer Ärzte und Psychotherapeuten zu forcieren, um so zu einer „Öffnung des Gesundheitswesens" beizutragen. Eine solche „Öffnung" könnte durch eine stärkere Bezugnahme auf Migrationsaspekte in Gesundheitsforschung und –berichterstattung zusätzlich gefördert werden. (Vgl. Beck 2003: 8)

Diesen Vorschlag befürwortet auch Laugwitz, für sie stellt die (Weiter)- Entwicklung interkultureller Kompetenzen innerhalb des Gesundheitswesens und aller darin beteiligten und agierenden Personen (Legislative, Institutionen, Fachkräfte) eine äußerst hilfreiche und notwendige Entwicklung dar. Dabei bezieht sie die „Befähigung der Patienten/ Pflegebedürftigen, sich im Sinne eines Empowerments für ihre Belange stark machen zu können" explizit mit ein. Abschließend nennt die Autorin einige Ansatzpunkte, welche ihr in der praktischen Umsetzung als sehr vielversprechend erscheinen und einen positiven Einfluss auf Gesundheit und Gesundung ausüben können: Zum einen liegt die Betonung auf dem hier bereits angesprochenen Empowerment der Patienten mit Migrationshintergrund, welches als Ziel verfolgt, dass sich diese im Gesundheitssystem zurechtfinden und selbstständig agieren können. (Vgl. Laugwitz 2010: 5f.)

Diese Meinung wird auch von Borde vertreten, sie verweist darauf, wie wichtig es ist, „Partizipation und Befähigung der Zielgruppen [zu] ermöglichen, zum Beispiel durch Milieu- und Sozialraumorientierung, proaktive Vermittlung von Informationen, interaktive Kommunikationsstrategien und Ressourcenorientierung". (Vgl. Borde 2009: 30) Besonders jüngere Migrantengruppen könnten durch ihren oft selbstverständlichen Umgang mit dem PC durch das Internet gezielt angesprochen bzw. erreicht werden; denkbar wäre, über soziale Netzwerke wie etwa *facebook*™ entsprechende Nutzerinformationen strategisch wirksam einzusetzen.

Hilfreich ist zudem das gegenseitige Verstehen und Verstanden werden der subjektiven Sicht auf Gesundheit und Krankheit. Dazu gehört auch das gezielte Einbinden aber auch Ausschließen des sozialen Umfelds in den bzw. aus dem Heilungsprozess. Auch das sprach- und kulturspezifische Verstehen und Verstanden werden können sich positiv auf die Gesundheit von Migranten auswirken; oft kann dies durch das Einbeziehen von kommunalen Dolmetscherdiensten gefördert werden. (Vgl. Laugwitz 2010: 5f.)

Wie die vorgestellten Praxisprojekte zur Gesundheitsförderung für Migranten zeigen, gibt es vielerorts schon Hilfestellungen im sprachlichen und kulturellen Bereich für die Kommunikation im Gesundheitswesen. Noch wird dieser „Service" allerdings nicht flächendeckend angeboten, so dass nicht in allen Fällen auf die unterschiedlichen Bedürfnisse von Patienten mit Migrationshintergrund eingegangen werden kann. (Vgl. RKI 2008: 132)

Hinzu kommt, dass bereits verfügbare Angebote von manchen Zielgruppen, wie etwa Migranten in hohem Lebensalter, nicht registriert bzw. wahrgenommen werden. Daher ist es ratsam, die Zielgruppe aktiv in den Evaluationsprozess von „Erreichbarkeit, Annehmbarkeit und Partizipationsgrad" einzubinden und die so gewonnenen Erkenntnisse in die Optimierung von Qualitätssicherung und -entwicklung einfließen zu lassen. (Vgl. Borde 2009: 30)

Zu der zentralen Frage, wie nun präventive Maßnahmen für Migranten konzipiert sein sollten, existieren in Theorie und Praxis ganz unterschiedliche Positionen und Ansätze. Dr.med. Hamit Ince, Vorsitzender der Deutsch-Türkischen Medizinergesellschaft, weist darauf hin, wie wichtig es sei, „die Patienten dort abholen, wo sie stehen". Dabei dürfe es jedoch unter keinen Umständen zu einer ‚Ghettoisierung' kommen - weder bei den Ärzten noch bei den Patienten. Es besteht in der Empirie die Tendenz, dass Patienten mit Migrationshintergrund gezielt Ärzte aufsuchen, welche ebenfalls einen solchen Hintergrund aufweisen. Beispielsweise würden türkische Patienten großteils einen türkischen Arzt präferieren. Ince spricht sich jedoch explizit für bilinguales Personal sowie möglichst gemischte Patientengruppen aus, da eigene Versorgungsstrukturen für Migranten für den Mediziner keinen erstrebenswerten Lösungsansatz darstellen. (Vgl. Korzilius 2010: 80)

Da das Thema Migration und Gesundheit, wie in dieser Arbeit ersichtlich geworden sein sollte, ein sehr dynamisches und komplexes Feld ist, erscheint es wenig sinnvoll, diese Herausforderung nur durch Interventionen aus einer ‚Richtung' anzugehen.

Vielmehr ist es ratsam, den Kontakt zur Politik, also beispielsweise zu Integrations-
beauftragten, zu intensivieren sowie eine Vielzahl von Akteuren in diesen Prozess
mit einzubeziehen: Hier sind Ärztekammern, Gesundheitsämter, Selbsthilfeorganisa-
tionen ebenso gefordert wie Gewerkschaften und Arbeitgeberverbände, Krankenkas-
sen und kommunale Gesundheitsdienste. Von essentieller Bedeutung erscheint mir
in diesem Kontext auch eine Intensivierung des (Wissens-) Transfers sowie ein Er-
fahrungsaustausch zwischen den aufgezählten Akteuren hinsichtlich Gesundheitsförderungsmaßnahmen und Präventionsprogrammen, um aus bereits bekannten
„Fehlern" zu lernen bzw. effektive Maßnahmen weitergeben zu können.

Erst wenn die Präventionsmaßnahmen nicht nur punktuell und regional begrenzt,
sondern interkulturell- und disziplinär konzipiert und durchgeführt werden, kann es
gelingen, die heterogene Gruppe der Menschen mit Migrationshintergrund gezielt
anzusprechen und nicht an vorhandenen Stereotypen zu scheitern.
Abschließend soll die große Bedeutung von Präventionsprogrammen für Migranten
bzw. deren Ausweitung und Optimierung mit einem Zitat von Prof. Dr. Elisabeth Pott,
Direktorin der Bundeszentrale für gesundheitliche Aufklärung, untermauert werden:

„Verbesserte Angebote der Gesundheitsaufklärung und Gesundheitsvorsorge für
Migrantinnen und Migranten fördern die gesundheitliche Chancengleichheit und Integration und dienen damit der gesamten Gesellschaft." (Pott 2009: 3)

6 Literatur:

- **Beck, Marieluise** (2003): Vorwort; Begrüßung und Einführung.
  In: Beauftragte der Bundesregierung für Migration, Flüchtlinge und Integration
  (Hrsg.) (2003): Gesunde Integration. Dokumentation der Fachtagung am 20.
  und 21. Februar 2003 in Berlin. Bundesweiter Arbeitskreis Migration und öffentliche Gesundheit. Koordination: Beauftragte der Bundesregierung für Migration, Flüchtlinge und Integration. Berlin und Bonn, August 2003.
  http://www.kiggs.de/experten/downloads/dokumente/Gesunde_Integration_ind
  d1.pdf
  Stand: 29.03.2011

- **BBMFI** (2010): 8. Bericht der Beauftragten der Bundesregierung für Migration,
  Flüchtlinge und Integration über die Lage der Ausländerinnen und Ausländer
  in Deutschland.
  Beauftragte der Bundesregierung für Migration, Flüchtlinge und Integration,
  Berlin.

- **Blümel, Stephan** (2009): Einführung in die zentralen Fragestellungen; Resümee: Handlungsempfehlungen.
  In: BZgA (Hrsg.) (2009): Gesundheitsförderung konkret, Band 12. Migration
  und Gesundheitsförderung – Ergebnisse einer Tagung mit Expertinnen und
  Experten. Köln.

- **Borde, Theda** (2009): Migration und Gesundheitsförderung – Hard to reach?
  Neue Zugangswege für „schwer erreichbare" Gruppen erschließen.
  In: BZgA (Hrsg.) (2009): Gesundheitsförderung konkret, Band 12. Migration
  und Gesundheitsförderung – Ergebnisse einer Tagung mit Expertinnen und
  Experten. Köln.

- **Grundmann, Dagmar** (2009): Weltcafé.
  In: BZgA (Hrsg.) (2009): Gesundheitsförderung konkret, Band 12. Migration
  und Gesundheitsförderung – Ergebnisse einer Tagung mit Expertinnen und
  Experten. Köln.

- **Knipper, Michael; Bilgin, Yasar** (2009): Migration und Gesundheit. Konrad-Adenauer-Stiftung e.V., Sankt Augustin/Berlin.

- **Korzilius, Heike** (2010): Medizinische Versorgung von Migranten:
  „Wir müssen die Patienten dort abholen, wo sie stehen".
  Deutsches Ärzteblatt 2010; 107(3): A-80 / B-68 / C-68. Themen der Zeit.
  http://www.aerzteblatt.de/v4/archiv/artikel.asp?src=suche&p=Korzilius%2C+H
  eike++migranten&id=67393
  Stand: 29.03.2011

- **Laugwitz, Doris** (2010): Migration und Gesundheit am Beispiel der Pflege.
  In: Migration und Gesundheit. 2-XII-10. VIA Magazin. Verband für interkulturelle Arbeit VIA e.V..issn 0943- 1985. Duisburg Juli 2010.

- **Lüneburg, Anja; Seibt, Annette (2007):** Gesundheitliche Situation und zukünftiger Versorgungsbedarf von älteren türkischen Arbeitsmigranten. Dokumentation 12. bundesweiter Kongress Armut und Gesundheit. Hrsg.: Gesundheit Berlin. Berlin.

- **Ministerium für Klimaschutz, Umwelt, Landwirtschaft, Natur- und Verbraucherschutz Nordrhein-Westfalen** (2011). NRW: Prävention von Übergewicht in türkischen Familien. Ansprechpartner Harry von Bargen. Düsseldorf.
  http://www.lehrer-online.de/876554.php
  Stand: 29.03.2011

- **Razum, Oliver; Spallek, Jacob** (2008): Erklärungsmodelle für die gesundheitliche Situation von Migrantinnen und Migranten.
  In: Bauer, Ullrich; Bittlingmayer, Uwe H.; Richter, Matthias (Hrsg.): Health Inequalities. Determinanten und Mechanismen gesundheitlicher Ungleichheit. VS Verlag für Sozialwissenschaften. Wiesbaden.

- **RKI** (2008): Schwerpunktbericht der Gesundheitsberichterstattung des Bundes: Migration und Gesundheit.
  Robert Koch-Institut in Zusammenarbeit mit dem Statistischen Bundesamt. Berlin. Autoren: Bredehorst, M.; Brzoska, P.; Dercks, T.; Glodny, S.; Meesmann, U.; Menkhaus, B.; Razum, O.; Salman, R.; Saß, A.-C.; Schenk, L.; Ulrich, R.; Zeeb, H.

- **Russ, Holger (Novitas BKK)** (2010): Diabetes verstehen - wie geht das? Erfahrungen aus der Praxis.
  In: Migration und Gesundheit. 2-XII-10. VIA Magazin. Verband für interkulturelle Arbeit VIA e.V.. issn 0943- 1985. Duisburg Juli 2010.

- **Schulte-Sasse, Dr. Hermann** (2003): Was bedeutet Migration für die Gesundheit?
  In: BBMFI (Hrsg.) (2003): Gesunde Integration. Dokumentation der Fachtagung am 20. und 21. Februar 2003 in Berlin. Bundesweiter Arbeitskreis Migration und öffentliche Gesundheit. Koordination: Beauftragte der Bundesregierung für Migration, Flüchtlinge und Integration. Berlin und Bonn, August 2003.
  http://www.kiggs.de/experten/downloads/dokumente/Gesunde_Integration_ind_d1.pdf
  Stand: 29.03.2011

- **Statistisches Bundesamt (Hrsg.)** (2010): Statistisches Jahrbuch 2010. Für die Bundesrepublik Deutschland mit „Internationalen Übersichten". Statistisches Bundesamt. Redaktion: Silvia Krings u. a.. Erschienen im September 2010. Wiesbaden

- **Wolter, H.; Stark, S.** (2009): Gesundheitshilfen für und mit Migranten-Voraussetzungen für erfolgreiche Integration im Gesundheitswesen. Stadtgesundheitsamt Frankfurt am Main. DOI: 10.1055/s-0028-1119401. Online- Publikation 13.03.2009. Gesundheitswesen 2009; 71(6): 358-362. © Georg Thieme Verlag KG Stuttgart, New York.

Sekundär- Literatur

- **Akgün, Lale** (2002): Gesundheit zwischen strukturellen Gegebenheiten und kulturellen Patterns.
  In: Interkulturelle Beratung – Grundlagen, Anwendungsbereiche und Kontexte in der psychosozialen und gesundheitlichen Versorgung (S. 15 – 21); Forum Migration, Gesundheit, Integration; Hegemann, Thomas (Hrsg.); Berlin: Verlag für Wissenschaft und Bildung.

- **Eichler, Katja Johanna** (2008) : Migration, transnationale Lebenswelten und Gesundheit. Eine qualitative Studie über das Gesundheitshandeln von Migrantinnen. 1. Auflage 2008. VS Verlag für Sozialwissenschaften | GWV Fachverlage GmbH, Wiesbaden.

- **Elvers, Horst- Dietrich** (2005): Lebenslage, Umwelt und Gesundheit. Der Einfluss sozialer Faktoren auf die Entstehung von Allergien. Deutscher Universitäts- Verlag/ GWV Fachverlage GmbH. Wiesbaden.

- **Keller, Angela u.a.** (2004): Gesundheit und Versorgung von Deutschen und Migranten – Ergebnisse eines Surveys in Bielefeld.
  In: Migration und Gesundheit (S. 47 – 83); BKK – Landesverband Hessen (Hrsg.); Frankfurt a.m.: Mabuse-Verlag GmbH.

- **Leiprecht, Rudolf; Kerber, Anne (Hrsg.)** (2006):
  Schule in der Einwanderungsgesellschaft. Ein Handbuch. Reihe Politik und Bildung – Band 38. Wochenschau Verlag. Schwalbach/ Ts.

- **Ministerium für Generationen, Familie, Frauen und Integration des Landes Nordrhein- Westfalen** (2008): Nordrhein- Westfalen: Land der neuen Integrationschancen. 1. Integrationsbericht der Landesregierung.
  http://www.mags.nrw.de/08_PDF/003_Integration/001_aktuelles/aktuelles_1_Integrationsbericht_25_09_2008.pdf
  Stand: 29.03.2011

- **Niehoff, Jens- Uwe; Braun, Bernard** (2003): Sozialmedizin und Public Health. Handwörterbuch. Nomos Verlagsgesellschaft. Baden- Baden.

- **Paulus, Peter (Hrsg.)** (1992): Prävention und Gesundheitsförderung. Perspektiven für die psychosoziale Praxis. GwG- Verlag. Köln.

- **Richter, Matthias; Hurrelmann, Klaus** (Hrsg.) (2006):
  Gesundheitliche Ungleichheit. Grundlagen, Probleme, Konzepte. VS Verlag, GWV Fachverlage GmbH. Wiesbaden.